ÉTUDE

MÉDICO-LÉGALE

SUR

LA FOLIE HYSTÉRIQUE

APPLICATIONS

DU CODE CIVIL ET DU CODE PÉNAL

PAR

Jean PASTRIOT,

Docteur en Médecine de la Faculté de Paris,

Licencié en Droit

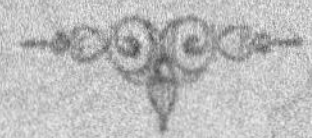

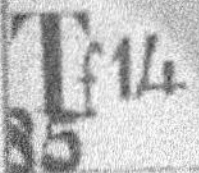

MONTAUBAN

IMPRIMERIE ET LITHOGRAPHIE GUILLAU

Rue Bessières, 25

—

1882

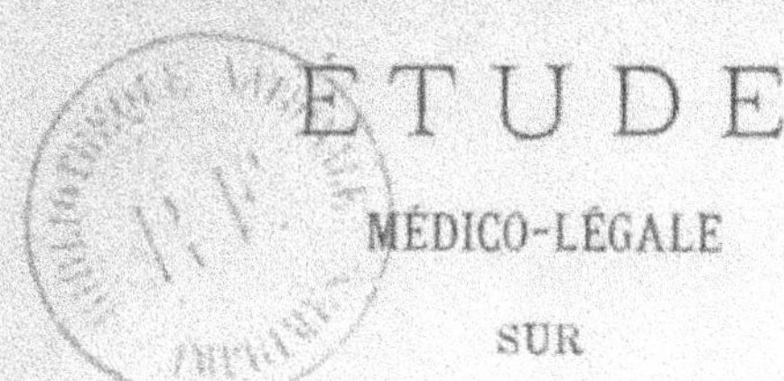

ÉTUDE

MÉDICO-LÉGALE

SUR

LA FOLIE HYSTÉRIQUE

APPLICATIONS

DU CODE CIVIL ET DU CODE PÉNAL

PAR

Jean PASTRIOT,

Docteur en Médecine de la Faculté de Paris,
Licencié en Droit

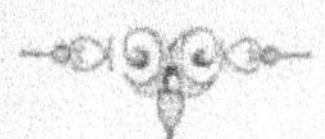

MONTAUBAN

IMPRIMERIE ET LITHOGRAPHIE GUILLAU

RUE BESSIÈRES, 25

—

1882

A mes Parents.

A mes Professeurs de la Faculté de Médecine de Paris

et de la

Faculté de Droit de Toulouse

A mes Amis.

Montech, le 2 Août 1882.

Jean **PASTRIOT**,

Docteur-Médecin,
Avocat.

INTRODUCTION

La folie est un des sujets sur lesquels les gens
étrangers aux choses médicales dissertent volon-
tiers; sur lesquels, par conséquent, on a accumulé
le plus d'idées fausses et de paradoxes. C'est qu'il
n'est peut-être pas, dans le cadre pathologique, un
groupe d'affections qui exige, pour qu'on en puisse
parler avec autorité, des études plus persistantes
et plus approfondies. On accuse aisément, avec
cette présomption et cette légéreté propre aux
gens qui causent d'un sujet qu'ils ignorent, les
médecins de voir des aliénés partout; et fréquemment on n'hésite pas à discuter un diagnostic porté
par un homme compétent, comme s'il était d'autant plus facile d'apprécier la folie, qu'on s'est
moins attaché à en étudier les modalités et les
caractéres.

« Pour juger de la folie d'un individu, disait un
jour un magistrat, avons-nous donc besoin de l'appréciation d'un médecin ? Est ce que tout le monde
n'est pas capable de distinguer un aliéné de quel-
qu'un qui ne l'est pas ? »

Singulière erreur formulée par cet homme de loi ! et qui dénotait chez lui l'ignorance la plus absolue de ce qu'est la folie.

On s'imagine à tort l'aliéné comme un être tout à fait à part. « Il est peu de personnes, disait Maudsley, qui n'accueilleraient la proposition de visiter une maison de fous, du même sentiment que l'invitation d'aller voir dans un jardin zoologique des bêtes féroces. Elles s'attendraient, sans aucun doute, à un spectacle tout différent de celui que la vie habituelle met chaque jour sous leurs yeux, et probablement elles sortiraient d'un asile fort désappointés du résultat de leurs visites.

« Un jour, Burke, qui était à la fois un grand philosophe et un homme d'État éminent, venait de parcourir les salles d'une maison d'aliénés ; au moment de sortir, il se tourna vers son guide : « Où sont les fous, dit-il ? » et l'assura n'avoir vu dans sa longue visite aucun malade qui lui parût insensé.

« C'est que chez les aliénés, même les aliénés enfermés dans les maisons de santé, il est souvent besoin d'un œil exercée pour dépister la folie. Et combien n'est-il pas plus difficile de la découvrir chez ceux qui jouissant, en apparence, de l'intégrité de leurs fonctions cérébrales, vont et viennent, se livrant à leurs occupations habituelles, ont la libre disposition de leur fortune et de leurs biens, sans que les gens qui les entourent, peu au courant de la médecine, n'aient vu chez eux autre chose qu'un changement inexpliqué dans les habitudes, les goûts, les instincts, la manière de faire ? »

L'hystérie, comme cause de la folie, à tout d'abord attiré notre attention, car c'est une des affections nerveuses qui altèrent le plus souvent le libre arbitre et une de celles qui ont eu le plus de peine à jouir du privilège de l'irresponsabilité et de l'exonération légale.

Que dans un légitime souci de liberté individuelle on multiplie les garanties autour de la femme hystérique taxée de folie, qu'on exige des examens médicaux plus souvent répétés ! Soit ! On ne saurait trop fa're pour se mettre à l'abri d'abus de confiance possibles. Mais de grâce, pour éviter le ridicule et le danger des enquêtes conduites par des incompétents, qu'on se décide à comprendre qu'il ne faut pas enlever à César ce qui appartient à César ; et qu'aux médecins, ayant seuls qualité en la matière, on ne discute plus la prérogative d'apprécier en justice la question de responsabilité.

Nous consacrerons, d'abord, quelques lignes à l'utilité de la médecine légale ; puis, nous étudierons successivement l'étiologie, la symptomatologie des diverses formes de folie hystérique et les applications du code civil et du code pénal.

DÉFINITION

ET

UTILITÉ DE LA MÉDECINE LÉGALE

Selon M. Orfila, la médecine légale est l'ensemble des connaissances propres à éclairer les diverses questions de droit, et à diriger le législateur dans la composition des lois.

M. Devergie s'exprime ainsi : « La médecine légale est « l'art d'appliquer les documents que nous fournissent les « sciences physiques et médicales à la confection de cer- « taines lois, à la connaissance et à l'interprétation de « certains faits en matière judiciaire ».

Cette dernière définition est plus complète, puisqu'elle nous présente le médecin comme l'auxiliaire du magistrat, et c'est là son rôle principal dans le cas qui nous occupe.

L'importance de la médecine légale résulte de la gravité même des intérêts engagés. L'honneur, la liberté, la vie dépendent parfois de ses décisions. Que deviennent les témoignages en face de la preuve médicale dans les questions de viabilité du nouveau-né (code civil, art. 314, 725 906); de grossesse (code civil, art. 185 et 312); enfin, dans l'état de démence d'un individu (code civil, art. 174 et 489).

Dans tous ces cas, les consultations médico-légales ont fait redresser des erreurs judiciaires et les annales de la science ont fréquemment enregistré les exemples de ces réhabilitations solennelles dûes aux rapports des Louis, des Chaussier, des Fodoré.

Plus récemment encore, notre regretté maître, M. le professeur Tardieu, n'a-t-il pas, en maintes occasions, préservé l'innocence et découvert le crime au milieu des ruses que le médecin seul peut déjouer?

Au point de vue social, la médecine légale répond à des intérêts généraux et s'impose aux populations avec l'autorité de la loi ; elle se rattache au maintien du lien social, aux faits médicaux qui concernent les droits et les devoirs des individus réunis en société.

Il ne s'agit point ici de guérir des maladies, mais bien de résoudre des problèmes qui importent à l'administration de la justice.

La société impose des devoirs et consacre des droits : des faits médicaux de la plus grande importance se rattachent à ces deux points de vue.

L'enfant naît, la loi le protège, elle assure son identité ; mais, que serait cette protection sans les faits matériels, qui établissent la suppression ou la substitution de part (code pénal, art. 345, 349 et suivants) ; l'avortement (code pénal, art. 317) ; l'accouchement (code civil, art. 55 ; code pénal, art. 346) ; l'infanticide (code pénal, art. 300 et 302).

La preuve médicale n'est elle pas ici prépondérante?

L'enfant devient citoyen, il jouit de tous ses droits, mais à la condition de n'en point abuser contre les autres et contre lui-même. La liberté physique est subordonnée à la liberté morale (code pénal, art. 64), et ici encore le médecin donne la mesure.

C'est lui qui fournit à la justice les renseignements nécessaires pour limiter les droits civils par un conseil judiciaire (code civil, art. 499), par l'interdiction (code civil, art. 489) : la responsabilité s'apprécie d'après le degré de liberté morale.

La médecine légale a donc son but dans le droit; il n'est pas de branche du droit qui ne soit en quelque point tributaire des sciences physiques et naturelles, et la connaissance de l'homme physique aussi bien que de l'homme moral est nécessaire au législateur et au magistrat.

Tantôt, le médecin devient l'auxilliaire du législateur, car certaines lois reposent sur la physiologie et la pathologie, et à mesure que ces sciences gagnent en certitude ou en étendue, leurs applications se multiplient.

Tantôt, et c'est le cas le plus fréquent, il devient l'auxiliaire du magistrat: il est, alors, appelé comme expert pour constater et apprécier un fait matériel.

Aux termes de l'article 64 du code pénal : « Il n'y a ni crime ni délit lorsque le prévenu était en état démence au temps de l'action, ou lorsqu'il a été contraint par une force à laquelle il n'a pu résister. »

Celui qui n'a pas l'intelligence de ce qu'il fait ne saurait être pénalement responsable..

Ulpien le pose très nettement dans la loi Aquilla : *Quae enim in eo culpa sit, cum suae mentis non sit?*

Le grand fait qui domine l'existence humaine et qui sert de base à la morale, au droit et à toutes les législations, c'est le libre arbitre de l'homme comme fait psychologique primordial et la responsabilité morale et légale, comme sanction de ce principe dans la pratique.

Partant de ce fait acquis et incontesté que l'homme sain d'esprit est rendu responsable de ses actes dans toutes les législations ; nous devons lui opposer cet autre fait, reconnu aujourd'hui par tous les peuples civilisés, à savoir : que cette responsabilité légale cesse de plein droit lorsque l'individu accusé est dans un état pathologique que lui enlève la liberté de se déterminer et qui l'entraîne à des actes impulsifs, ou instinctifs auxquels il n'a pas eu la force de résister.

Voilà les deux grands faits que nous nous proposons d'opposer l'un à l'autre dans cette étude sur la folie hystérique.

FOLIE HYSTÉRIQUE

Il est peu aisé de donner une définition exacte de l'hystérie, autrement que par la description des symptômes auxquels elle donne lieu ; ce qui fit dire à F. Hoffman, au sujet de cette affection: « *non est morbus unus sed potius morborum cohors* ».

D'après Robin et Littré, c'est une maladie qu'on a supposé avoir son siège dans l'utérus, se manifestant par accès et dont le principal caractère consiste dans le sentiment d'une boule (globe hystérique), qui semble partir de la matrice, remonter vers l'estomac, avec une chaleur plus ou moins vive, ou un froid glacial et se porter ensuite à la poitrine et au cou, où elle produit une espèce d'étouffement et de strangulation.

Tardieu la définit : Une maladie propre au sexe féminin, caractérisée par des troubles complexes du système nerveux de la vie de relation et de la vie organique ; notamment par des spasmes divers, la sensation d'une boule qui monte vers la gorge, par des convulsions cloniques revenant sous forme d'attaques périodiques et par une paralysie plus ou moins étendue du sentiment et du mouvement.

Peu fixés sur la physiologie pathologique de cette

affection, les auteurs ont placé son siège dans des organes bien divers, suivant qu'ils ont donné la prédominance à tel ou tel symptômes.

Hippocrate, Platon, Fernel, Astruc, Cullen, Pinel, Dubois d'Amiens ont placé le siège du mal dans l'utérus.

Lory, Pomme, Sauvage, Tissot ont localisé l'hystérie dans le système nerveux en général ; c'est aussi l'opinion du vulgaire, de là les noms de maux de nerfs, attaques de nerfs.

Villis, Georget ont vu dans le cerveau l'organe générateur de l'hystérie.

Le célèbre Stahl voulait que cette maladie eut son origine primitive dans le système veineux abdominal et et surtout dans le système de la veine porte.

Quelques auteurs contemporains, Charcot, Lépine, Landolt sont tentés de voir le siège de l'hystérie dans le système postérieur de la couronne rayonnante.

Mais toutes ces théories sont fort peu concluantes, l'anatomie pathologique n'ayant pas dit son dernier mot.

Quoi qu'il en soit c'est une maladie à symptômes multiples et depuis les plus légères attaques, jusqu'au terribles accès de folie hystérique ; depuis l'hystéricisme, les vapeurs, les absences qu'on ne s'aurait invoquer comme un cas de non imputabilité, jusqu'à la folie qui enlève toute responsabilité morale, il y a place pour un grand nombre de faits dont l'appréciation légale ne saurait être donnée que par le médécin.

Toutefois, le médecin expert doit être bien pénétré de cette vérité, proclamée par les plus grands pratriciens, à savoir, qu'il n'y a point de bornes à l'astuce et au besoin de tromperie d'une femme hystérique et ce n'est que par une investigation intelligente et soutenue, que le médecin parviendra à la découverte de la vérité. Souvent il n'aura pas trop de toute sa sagacité pour démêler la fraude et confondre l'imposture.

ETIOLOGIE

Propter uterum mulier tota est morbus.

Cette vérité exprimée déjà par Hippocrate, a été depuis répétée par la plupart des auteurs.

Parmi les modernes, les uns ont subordonné l'organe utérin à l'influence du système nerveux ; les autres, au contraire, n'ont vu de maladies que dans l'ultérus et par l'utérus.

La vérité est entre ces deux hypothèses extrêmes ; néanmoins, il ne nous en coûte pas d'affirmer, que, dans le cas qui nous occupe, l'utérus est le point de départ des troubles nerveux et intellectuels. Nous croyons qu'il n'est pas d'organe que l'utérus ne puisse, par sympathie, mettre en jeu, soit pathologiquement, soit physiologiquement. L'établissement des actes physiologiques qui lui sont dévolus, leur accomplissement périodique, exercent sur les fonctions du système nerveux des influences capables d'altérer l'intelligence.

En général, l'enfance avant l'établissement du flux cataménial et la vieillesse après l'âge critique, sont à l'abri des grands troubles hystériques. Dans ces deux cas, l'utérus n'est plus qu'un organe à l'état latent et sans réaction sur le système nerveux.

Il nous paraît très-difficile d'énumérer complétement les causes de l'hystérie et de les déterminer d'une manière précise dans chaque cas particulier. Mais qu'on veuille bien considérer, que cette affection est spéciale au sexe féminin et on comprendra qu'elle dépende principalement de toutes les influences qui peuvent se faire sentir sur la sensibilité générale et sur l'excitabilité nerveuse toujours si développée chez la femme.

L'excès d'un tempérament névropathique, le plus souvent héréditaire, voilà la principale des causes prédisposantes. Les causes efficientes sont multiples et se rapportent plus ou moins directement, aux fonctions génésiques.

Signalons l'âge critique, la grossesse, l'accouchement, la suppression des lochies, l'allaitement, étudiées par Forest, Giraud, Landouzy, parmi les causes physiologiques.

Dans un autre ordre d'idées la continence trop longtemps prolongée et rendue plus pénible encore par les désirs de la passion, ou le souvenir de plaisirs perdus et sur la même ligne, les excès vénériens. — Nous ne dirons qu'un mot d'une cause trop souvent méconnue de troubles hystériques fort graves ; nous entendons, ces unions insensées que les convenances sociales (que nous qualifions d'ineptes et de barbares) imposent aux jeunes filles d'un certain monde et qui sont loin de donner à la jeune femme, tout ce qu'elle est en droit d'attendre au point de vue intellectuel ou moral.

Nous ne pouvons passer sous silence une dernière cause de la folie hystérique : la déplorable éducation morale donnée de nos jours aux jeunes filles, qui, par la

pratique d'une dévotion exagérée et aveugle, une éducation religieuse poussée au delà des limites raisonnables, et le
joug des habitudes mondaines qui leur est prématurément
imposé, fait des victimes incalculables.

Ainsi s'exprime Robert Barnes, membre de la société
royale de médecine d'Angleterre : « Une extrême sensibi-
« lité physique est une des punitions d'une civilisation
« élevée et d'habitudes luxueuses ».

L'hystérie a été à son tour la cause efficiente des faits
de démonopathie, de démonolatrie et de possession qui,
de nos jours, ont parfois affecté la forme épidémique.
Qu'il me suffise de citer certains cloîtres et maisons d'é-
ducaion de jeunes filles, qui ont rendu si tristement
célèbre les Ursulines de Loudun et les religieuses de
Louviers. En 1872, on vit encore se produire, dans le dé-
partement de la Somme et de la Savoie, des cas de démonopathie hystérique, affection bizarre que l'ignorance se
plaît à qualifier de *surnaturelle* et qui, le plus souvent, se
termine tout *naturellement* en face du juge et du médecin légiste.

Quelle que soit la cause de ces troubles hystériques,
nous affirmons dores et déjà, que la femme subit en tant
que femme des troubles intellectuels nombreux et variés,
qui atténuent toujours et annéantissent parfois sa responsabilité morale.

Telle est la vérité qui fera l'objet de notre étude,
laissant de côté les affections multiples, qui altèrent le libre
arbitre et que l'on trouve dans les deux sexes : épilepsie,
démence sénile, alcoolisme etc., etc., pour ne nous
occuper que des différentes formes, que peut présenter la
folie dans l'hystérie.

2

SYMPTOMATOLOGIE.

La folie hystérique constitue un syndrome très vaste, dans lequel peuvent entrer, comme éléments constitutifs, la plupart des autres formes de la folie, et les états symptomatiques les plus divers. Un fait remarquable, c'est que les actes délictueux des hystériques diffèrent considérablement dans leur *modus faciendi* des mêmes actes commis par les déments ou les paralytiques au début, chez lesquels l'intelligence est affaiblie. Les actes délirants, chez les hystériques, sont en rapport direct avec les troubles intellectuels ; ils présentent dans leur succession et dans leur exécution, un caractère plus ou moins logique ou plus ou moins absurde, suivant l'altération des facultés intellectuelles ou le degré d'incohérence ou de systématisation des conceptions délirantes.

La folie hystérique est caractérisée dans certains cas par des accès maniaques soudains, sous l'influence d'une vive émotion, et quelquefois par l'apparition précoce de la démence. Dans d'autres cas, au contraire, les troubles de la sensibilité morale se produisent d'une manière lente et progressive et c'est après un long espace de temps qu'on voit apparaître le délire et les caractères de la folie confirmée. On rencontre surtout la folie hystérique chez les femmes atteintes d'hystérie non convulsive et dont les antécédants héréditaires abondent en affections névropathiques.

Cette folie affecte souvent la forme périodique, les intervalles peuvent être exempts de toute aliénation et marqués par un retour complet à la raison et la tranquillité. Cette forme est la plus dangereuse, d'après Tardieu : les cas où la folie est continue, sont beaucoup moins graves.

La folie hystérique affecte la forme maniaque, dont les deux types principaux sont : la manie raisonnante et la manie impulsive.

Manie raisonnante. — J. Fabret décrit sous le nom de manie raisonnante des hystériques, un état intimement lié à l'hystérie, avec délire général, troubles de l'intelligence et désordre extrême des actes.

Extérieurement, il est quelquefois très difficile de diagnostiquer ce genre de manie, et le médecin légiste qui voudrait conclure après, son premier entretien avec la malade, risquerait fort des conclusions hasardées.

C'est surtout dans la vie intime qu'il faut les examiner, au centre de leurs occupations habituelles et sans qu'elles puissent se douter de l'examen auquel on procède. Là, les aliénées histériques donnent un libre cours aux idées absurdes qui germent dans leur intelligence, aux monstruosités qu'elles présentent dans leurs sentiments, et aux énormités dont elles sont capables dans leurs actes, tout en conservant publiquement les dehors d'une femme raisonnable, réservée, douce et bienveillante.

Ce qui rend incontestable la perversion de leur état mental, c'est surtout leurs idées extraordinaires, leurs conceptions absurdes, leurs instincts et leurs goûts bizarres et dépravés, suivis d'actes étranges, excentriques, insolites profondément marqués du sceau de la folie.

La manie raisonnante affecte la forme aigue ou chroni-

que, continue ou intermittente. Les hystériques atteintes
de manie raisonnante, parlent avec une certaine volubilité,
leurs réponses sont ingénieuses et parfois spirituelles :
leurs raisonnements paradoxaux affectent un air de vérité,
et elles cherchent à justifier leurs discours et leurs actes
par des explications plausibles.

La loquacité, mais une loquacité cohérente, est ici le
symptôme dominant : ce n'est plus que phrases empou-
lées, déclarations solennelles et discours emphatiques,
réminiscences littéraires ou improvisations prétentieuses,
mais suivies.

C'est bien le cas qui donne au médecin légiste les plus
grandes difficultés. Comment, en effet, se résoudre à
exonérer de toute responsabilité civile ou criminelle une
femme qui par des dehors de raison et avec une habileté
remarquable, met toutes les ressources de son intelligence
au service de ses instincts insensés et pervers : une
femme qui raisonne ses projets, en calcule leur exécution avec tout le sang froid et le calme d'une personne
raisonnable et saine d'esprit ?

Comment savoir au point de vue civil surtout, si elle
jouit d'une liberté d'esprit suffisante pour tester, signer
des procurations, donner son consentement ?

Le moyen le plus sûr d'éviter l'erreur et de faire parta-
ger au juge notre conviction, consiste à s'en tenir au diagnostic médical et à demander la solution du problème,
non pas à la psychologie normale, mais à l'observation
clinique. Ainsi, seulement, on portera un jugement exact
sur l'acte et sur l'agent.

Mais il est des cas plus simples, où la manie raisonnante
des hystériques affecte la forme incohérente. Les difficul-

tés du diagnostic sont ici moins nombreuses et plus
faciles à vaincre.

Voici ce qu'en dit Calmeil, dans son immortel *Traité
de la Folie*.

« Chez ces malades les idées pullulent, se succè-
« dent, se pressent avec une rapidité inconcevable,
« n'offrant entr'elles nulle suite, nulle liaison, nul ensem-
« ble. Les mots détachés ne rappellent que des idées
« confuses : la mémoire n'obéissant plus qu'à une excita-
« tion maladive, évoque pêle et mêle tous les souvenirs
« dont l'affluence encombre, pour ainsi dire, le cerveau. La
« volonté sans cesse entraînée perd tout espèce de pou-
« voir et l'attention incessamment distraite par la mul-
« titude des impressions extérieures et intérieures, ne
« peut plus se fixer sur aucun objet. Le maniaque passe
« dans la même seconde, de la joie à la tristesse, de la
« colère à la gaieté, riant, pleurant, tempêtant tout à la
« fois ; ses cris, ses gestes tumultueux, sa loquacité inta-
« rissable, tout en lui, dénonce une violente exaltation
« des centres nerveux encéphaliques. Le forces physiques
« sont doublées, triplées, et semblent ne devoir jamais
« s'épuiser. Tel malade va, vient, marche à pas précipités,
« depuis le matin jusqu'au soir, se livre pendant des
« semaines et des mois entiers aux actes les plus désor-
« donnés, sans témoigner la moindre lassitude et sans
« trouver le repos dans un instant de sommeil ».

Nous sommes en face d'un babil intarissable, mais les
phrases sont tronquées et incorrectes, les mots saccadés,
la conversation interrompue par des cris, rappelant ceux
des animaux. Pendant des journées entières, les hystérique de ce genre répètent les mêmes mots, tiennent les

mêmes propos et se créent parfois un vocabulaire spécial
dont il est très-difficile, sinon impossible, de saisir le sens.

Dans tous ces cas, la voix d'abord éclatante et sonore,
devient ensuite rauque d'une façon subite ; c'est plutôt le
fait d'une disposition nerveuse spéciale, que la suite d'une
fatigue inexpliquée du larynx.

L'aspect et les allures de ces maniaques hystériques,
peignent fort bien l'exaltation de leur système nerveux et
trahissent le trouble de leur entendement.

M. Linas en fait le portrait suivant : « La face est ani-
« mée, les traits sont crispés et menaçauts, les yeux
« injectés et brillants, le regard vif, la démarche précipi-
« tée. Les mouvements sont brusques, les gestes tumul-
« tueux et incessants ».

Au demeurant, ce n'est pas seulement par l'enquête
étiologique et symptomatologique qu'on acquiert la preuve
que les maniaques raisonnants, sont des êtres mal nés,
imcomplets, défectueux et dégénérés. Au dire de Campagne, ou on trouve encore un témoignage matériel et
irrécusable dans la conformation vicieuse de leur tête.

D'après les recherches de cet auteur, le crâne des maniaques raisonnants est plus petit que celui des aliénés en
général, les dimensions des courbes antéro-postérieures
et postérieures, sont moindre que chez tous les autres
aliénés et même les idiots. Ces altérations anatomo-patho-
logiques, sont loin d'être constantes chez les folles hystériques. Nous venons d'esquisser à grands traits, les principaux caractères de la folie raisonnante chez les hystérique, car il n'entre point dans notre programme de
faire un tableau pathologique complet de cette affection.

Quant aux intermittences qu'on remarque dans ce genre

de folie, elles ont trop d'importance au point de vue médico-légal pour les passer sous silence ; leur étude sera l'objet d'un chapitre spécial.

Nous voulons auparavant, donner un aperçu d'un autre genre de folie, qu'on observe fréquemment chez les femmes névropathiques, c'est-à-dire, de la folie impulsive ou instinctive.

Manie impulsive. — La folie impulsive à son origine dans un principe héréditaire et une constitution névropathique, elle a des connexions très étroites avec les névroses convulsives, au premier rang desquelles se place l'hystérie.

C'est Pinel qui a signalé cette forme de la folie, mais d'une manière assez vague : « Les malades sont sujets à « des accès périodiques de fureur forcenée, qui les portent « avec un penchant irrésistible à verser le sang de la « première personne venue ; la mémoire, le jugement et « l'imagination sont parfois intacts et ne présentent aucun « symptôme de lésion. »

Pour Esquirol, ces faits constituent ce qu'il a appelé la monomanie instinctive : « la volonté est lésée ; le malade « est entraîné à des actes que la raison et le sentiment ne « déterminent pas et que la conscience réprouve, mais « que la volonté est impuissante à empêcher. »

L'impulsion, chez les aliénés, est un mode d'activité cérébrale qui les pousse à commettre des actes que leur volonté est impuissante à empêcher ; c'est un état morbide que l'on retrouve dans des maladies tout à fait distinctes. Ainsi, l'impulsion chez l'alcoolique ou le mélancolique, n'est point identique à celle observée chez l'hystérique.

Les actions accomplies sous l'influence de la folie impulsive, sont involontaires, instinctives, irrésistibles. Telle est l'opinion de Marc et de Marcé; non acceptée par Falret père et Morel.

Pour les premiers auteurs il existe une véritable monomanie impulsive ; les seconds ne croient pas à la possibilité de grouper des faits dissemblables pour en faire ce que l'on appellerait une *monomanie impulsive.*

Il existe dans la science des faits très probants où le penchant est défini, fixe, limité ; on a vu des hystériques exclusivement érotiques, d'autres homicides, ce qui constitue bien une délire partiel.

Mais il y a des cas en plus grand nombre où la manie impulsive des hystériques est mal déterminée, et subordonnée à des conditions intrinsèques et des circonstances fortuites ; aujourd'hui érotique, elle sera demain homicide ou incendiaire. C'est donc de l'étude comparative des circonstances dans lesquelles s'est produit l'acte délictueux et des dispositions psychologiques et pathologiques que doit ressortir la culpabilité ou la non culpabilité de l'accusée.

Prichard a prétendu que la manie impulsive était une perversion des instincts ; cette manière de voir est juste quand il s'agit du délire impulsif qui n'est que l'expression exagérée d'un penchant naturel. Mais comment appliquer cette théorie à des impulsions assurément contre nature, comme l'homicide, le suicide, l'incendie. Alors, l'impulsion, comme l'a fort bien dit Jacoby, apparaît à l'individu comme quelque chose d'étrange ne lui appartenant pas, ne faisant pas partie de son être, comme une influence occulte, s'imposant avec une implacable énergie.

Il ne faudrait pas croire que l'impulsion est toujours et fatalement irrésistible, il est des sujets qui résistent et domptent leurs penchants. Souvent, il est vrai, la victoire est éphémère, la résistance s'émousse, tandis que l'énergie de l'impulsion va toujours croissant. Le caractère de l'hystérique est surtout remarquable par la mobilité d'humeur, l'esprit d'opposition, de contradiction de controverse.

Voici comment s'exprime Axenfeld dans son *Traité des névroses* : « Les hystériques s'agitent et les passions « les mènent ; toutes les diverses modalités de leur carac-« tère, de leur état mental peuvent presque se résumer « par ces mots : elles ne savent pas, elles ne peuvent pas, « elles ne veulent pas vouloir. C'est bien, en effet, parce « que leur volonté est toujours chancelante ou défaillante, « c'est parce qu'elle est sans cesse dans un état d'équi-« libre instable, c'est parce qu'elle tourne au moindre vent « comme la girouette de nos toits ; c'est pour toutes ces « raisons que les hystériques ont cette mobilité, cette « inconstance et cette mutabilité dans leurs désirs, dans « leurs idées ou dans leurs affections. C'est encore pour « la même cause qu'elles manquent de franchise, etc. »

C'est donc la volonté, la mise en œuvre du libre arbitre qui manque chez les hystériques ; c'est la plus ou moins grande altération de la volonté qui constitue les degrés de la folie.

Si dans l'état normal l'expérience régularise nos actes, dans l'état pathologique l'impulsion s'impose et nous force à lui obéir.

M. Magnan dans une clinique de l'hôpital Sainte-Anne, reproduite dans la *Gazette des Hôpitaux*, du 9 août 1881, nous cite un curieux exemple d'impulsion patholo-gique :

« Une femme âgée de cinquante ans, institutrice, aban
« donnée de son mari pour son ivresse était repoussée
« par tous, et tombée dans une profonde misère. Dès
« qu'elle sentait venir les prodromes de son accès, an-
« goisse extrême, sècheresse de la gorge ; elle s'efforçait
« de résister, se souvenant de la cause de ses chagrins et
« buvait quand même ; puis elle courait au cabaret voisin
« acheter une bouteille d'eau-de-vie, se cachait aux yeux
« de tous, le plus possible, et la plaçait sur la table. Mais,
« là, elle résistait encore au point d'additionner cette
« eau-de-vie de pétrole, de matières fécales même, espé-
« rant ainsi lutter avec succès, jusqu'au moment où, l'im-
« pulsion l'emportant, elle buvait et, la bouteille vidée,
« elle continuait à s'enivrer et finissait par tomber n'im-
« porte où ivre-morte. »

Pour donner une juste appréciation de tous ces faits il faudra tenir compte, des antécédants, des penchants, de la physionomie, des actes et du caractère de l'inculpée.

Les aliénés hystériques cherchent à cacher, avec obstination, leurs conceptions délirantes ; l'imposteur, au contraire, s'étudie à paraître fou et exagère la confusion des idées et des actes. La simulation est surtout fréquente pour des cas de manie chronique ou de stupidité, on imite moins facilement la manie aigüe. On ne doit jamais perdre de vue que ce n'est que dans des cas exceptionnels et essentiellement transitoires que le naufrage des facultés est complet.

La folie impulsive hystérique a le plus souvent une explosion soudaine et instantanée, parfois [entrecoupée d'éclairs de lucidité qui contrastent avec le désordre antérieur des actes et des paroles.

L'accès aussi se termine brusquement « c'est un vérita-
« ble réveil » a dit Moreau.

La malade a toutes les apparences d'une personne qui
se débarrasse subitement d'un sommeil lourd et profond.

Les dispositions érotiques sont fréquentes chez les aliénées hystériques : mais il ne faut pas les confondre avec
la nymphomanie, ou fureur utérine, qui n'est autre
chose qu'une excitation morbide des organes génitaux ;
tandis que dans le cas qui nous occupe, nous constatons
un dérèglement de l'imagination et des sens et souvent
l'exagération d'habitudes vicieuses, ou d'un tempérament
exalté. Au mépris de principes et d'habitudes honnêtes
invétérées, les malades se livrent au premier venu et dans
n'importe quel lieu. On en a vu abandonner leur famille
et aller demander à la prostitution, un remède impuissant
à la triste fureur qui domine leur sens et leur raison ;
puis, honteuses de leurs propre excès, se réfugier dans
le suicide.

En dehors de ces accès de folie confirmée, les hystériques se distinguent par une perversion des facultées affectives par une tendance incessante à mentir sans motif,
avec toute la mise en scène dont est capable leur
imagination.

On a vu dans un couvent de Gascogne, une jeune fille
se dire victime de tortures et de violences inouïes, et, son
père abusé, porter devant la justice une dénonciation
dont il se repentit si violemment plus tard, qu'il mit fin
à ses jours. Triste effet de la folie hystérique méconnue.
(Tardieu).

Une jeune fille hystérique, adonnée jusque là, à des pra-
tiques exagérées de dévotion et se livrant sur elle même à

des mortifications ascétiques, à des flagellations violentes, saisit un jour ses ciseaux et se fait sur tout le corps plus de six cents incisions. Puis elle soutient que ces blessures sont l'œuvre d'un individu qui a voulu la violer. Mise en présence d'un médecin expérimenté et de grand sens, M. le Docteur Toulmouche (de Rennes), et pressée par lui, elle ne tarda pas à lui confesser, qu'elle s'était volontairement fait de légères coupures, partout où ses ciseaux avaient pu atteindre, et cette singulière comédie avait précédé de peu une attaque d'hystérie très-caractérisée.

Dans d'autres circonstances, on voit les folles hystériques se livrer gratuitement à des actes irréfléchis et bizarres, semblables à ceux qu'on rencontre chez les épileptiques. Ainsi une fille très bien née, pour se punir du péché originel et ne se laissant pas convaincre par un Directeur éclairé, qui combattait ses scrupules exagérés, quitte un jour la maison parternelle, change ses habits pour des haillons de chiffonnière, se procure les attributs de son nouveau métier et l'exerce pendant toute une semaine dans les rues de Paris (Tardieu).

Pendant le cours de nos études médicales, nous avons connu une vieille fille, d'une *éducation mondaine irréprochable*, d'une *piété rare*, d'une *ferveur* à tout *épreuve*; de plus, appartenant à cette classe de la société qui à tort ou à raison, on est convenu d'appeler le grand monde. Son suprême plaisir était de lacérer les affiches et professions de foi, pendant les périodes électorales et cela publiquement, au vu de tout le monde (on l'avait surnommée Mlle Brise-affiche).

Plusieurs fois, on avait songé à des poursuites et nous eûmes toute la peine du monde à persuader aux demandeurs qu'ils étaient en présence d'une folie hystérique, que le tribunal ne manquerait pas de déclarer irresponsable, aux termes de l'article 64 du code pénal. On renonça aux poursuites.

Mais on ne parvient pas toujours aussi facilement à déterminer le caractère des actes commis par les hystériques. C'est en combinant le mensonge qui leur est naturel avec l'altération de leurs facultés affectives, qu'elles arrivent à des actes qui tout en portant les traces d'une culpabilité certaine, sont cependant l'effet d'une perversion instinctive de la volonté, qui atténue et annule même la responsabilité.

Tardieu, qu'il faut toujours citer en cette matière, rapporte des exemples multiples et frappants de cette vésanie.

Une jeune fille, âgée de 16 ans, enleva un enfant en plein jour, au jardin des Tuileries. Elle voulait simuler une maternité, pour se faire épouser par un garçon qu'elle avait trop aimé et qui refusait brutalement de réparer sa faute. Elle avait donc enlevé l'enfant et l'avait remis aux mains d'une matrone. Mais le bruit de cet enlèvement inexplicable, rendit facile et prompte la découverte de l'enfant, qui fut rendu à sa famille, après 48 heures de séparation.

Traduite devant la cour d'assises de la Seine, le Professeur Tardieu, fut chargé d'éclairer la justice. Voici une partie de son rapport.

« Mlle X*** est forte, très brune, à système pileux très
« développé, formée à 12 ans et 6 mois, a toujours été
« bien réglée. Depuis plus d'une année, elle est en proie
« à une affection nerveuse manifestement hystérique,
« caractérisée par des attaques convulsives, des étouffe-

« ments, des palpitations, de l'anesthésie, et dans cer-
« tains points des douleurs névralgiques térébrantes. Son
« intelligence paraissait, du reste, très nette, sa tenue
« était convenable et nullement affectée. Elle se décida à
« grand'peine à faire des aveux, mais finit par les faire
« très complets, et par raconter le plan très compliqué
« qu'elle avait inventé. Je constatai de plus une déflo-
« ration ancienne, sans traces d'accouchement, ni de dé-
« bauche habituelle. Elle n'avait, du reste, pas même
« essayé de simuler une grossesse que sa taille n'avait
« jamais permis de supposer. »

M. Tardieu ne conclut pas à l'irresponsabilité complète ;
mais, après avoir établi qu'elle était déflorée, et n'avait
jamais été mère ; qu'elle présentait, à un très haut degré,
tous les signes d'une affection hystérique, que cette maladie n'avait nullement altéré ses facultés intellectuelles ;
il ajoute que cette affection était de nature à influer puis-
samment sur son imagination et ses actes. La cour d'assises prononça un verdict d'acquittement.

Voici un autre fait, rapporté par le même auteur, extrê-
mement curieux et le plus frappant, peut-être, qu'on
puisse rencontrer d'un infanticide commis sous l'influence
d'une impulsion morbide manifestement hystérique, et
avec toute la sécurité et toute l'indifférence qui caractérise la folie :

« Une étrangère, de famille princière, et d'une merveil-
« leuse beauté, vivait à Paris dans un des grands quar-
« tiers de la ville, se prostituant à des laquais, à des gens
« du plus bas étage. Elle avait été déjà dans son pays
« natal séquestrée dans une maison de santé ; mais elle
« avait réussi à obtenir sa liberté et était venue se fixer

« en France, avec une fortune qui lui eût permis
« l'existence la plus brillante. Le scandale de ses désor-
« dres avait de nouveau ému sa famille qui s'était adressée
« aux autorités de notre pays pour faire examiner son
« état mental avant de prendre un parti à son égard. Nous
« avons été chargés de cette mission, M. Calmeil, M. le
« professeur Lasègue et moi. Nous avions conclu, sans
« hésiter, qu'elle était atteinte de folie hystérique et que
« le seul moyen de la soustraire à un genre de vie indi-
« gne, dont elle n'était d'ailleurs nullement responsable,
« était de la rendre à sa famille et de la placer sous une
« sévère surveillance.

« Le conseil ne fut qu'imparfaitement suivi. Elle
« revient à Paris. Je ne l'avais point revue, lorsque dix-
« huit mois après notre consultation, je fus appelé
« par la justice, pour constater un infanticide dans
« une maison meublée de la place Vendôme. Intro-
« duit dans la chambre où le crime avait été commis,
« l'enfant gisait la tête broyée dans un vase de nuit, sous
« le lit même où la mère était tranquillement couchée. Je
« reconnais avec stupeur la jeune femme dont il vient
« d'être question. Elle était parfaitement insensible, à
« peine couverte, à demi-nue en présence des nombreux
« témoins et agents qui emplissaient la chambre. Elle
« avait écrasé la tête de son enfant, se croyant parfaite-
« ment en droit de disposer de la vie qu'elle avait donnée,
« sans plus se soucier de sa maternité que de la vie de
« débauche à laquelle elle la devait. Elle ne pouvait ad-
« mettre ni comprendre, qu'on lui demandât des explica-
« tions, et devant le cadavre de son enfant, impassible et
« froide elle se montrait comme je l'avais vue lors de ma

« première visite, inconsciente, irresponsable de ses actes,
« hystérique et folle. »

Il ne faudrait point se baser pour fonder l'irresponsabilité de cette mère infanticide sur la manie transitoire
ou fureur homicide produite par les douleurs de l'en-
fantement ; la folie puerpérale n'est ici qu'une coïn-
cidence, l'hystérie étant bien la cause unique de l'infanticide.

D'autres femmes sont portées au vol, et d'une façon irrésistible, sous l'influence de l'affection qui nous occupe.

Citons le fait suivant :

Un juge d'instruction écrivait à un médecin légiste :

« Une femme qui est dans un état voisin de la fortune,
« dans une grande aisance, s'est laissé tenter par un cou-
« pon de drap et l'a volé. Les explications fournies au
« sergent de ville qui l'a arrêtée, au commissaire qui l'a
« interrogée, à moi-même, m'ont prouvé que cette femme
« est âpre du bien d'autrui, qu'elle n'est pas folle du
« tout. Cependant, un docteur ayant fourni un certificat,
« j'ai cru devoir vous prier de me dire votre opinion sur
« ses penchants, sont-ils le résultat d'un dérangement
« de ses facultés ? »

Voilà l'impression du juge ; c'était donc une raison de
plus, pour le médecin, d'apporter plus de soin encore à
faire la lumière et à convaincre le juge.

Voici le rapport du médecin :

« Je me trouvai en présence d'une femme encore jeune,
« affectée depuis de longues années d'hystérie confirmée,
« comptant trois aliénés dans sa famille du côté paternel.
« Elle est accouchée, il y a trois mois, a nourri pendant
« 8 à 10 jours et à cessé, parce que cela l'ennuyait. Elle

façon temporaire et même complète. Ils reconnaissent des intervalles lucides pendant lesquels, les aliénés recouvrent la conscience, le discernement, et le libre arbitre ; conséquemment l'exercice des droits légaux et l'imputabilité de leurs actes. Ces incertitudes ont eu leur influence sur la jurisprudence des différents peuples. Néanmois, la plupart des législateurs et des tribunaux sont disposés à accepter les idées du chancelier d'Aguesseau en droit criminel et celles de Zacchias en droit civil.

La responsabilité criminelle et la capacité légale sont différemment appréciées dans la pratique, malgré l'unité de législation.

Ce principe qui en droit est vicieux et anti-médical, tient uniquement à la façon dont procèdent les magistrats ;

S'agit-il d'actes criminels, c'est l'examen clinique du malade qui fait foi. S'agit-il, au contraire, d'actes civils ; on accorde peu d'importance à l'examen rétrospectif de l'état mental de l'individu, toute l'action est concentrée sur l'examen direct de l'acte incriminé.

Les accès de folie reviennent parfois à des époques fort rapprochées ; on peut dire alors que la raison n'est jamais complète, parce que dans l'aliénation mentale comme dans les autres maladies, l'accès qui finit, laisse toujours après lui, un trouble plus ou moins durable et que l'accès subséquent est souvent précédé quelques jours à l'avance d'un malaise et d'un désordre plus ou moins prononcés. « La « tranquilité de l'esprit, dit Lord Brougham, peut n'être « qu'apparente, elle est l'image exacte d'un dépôt au fond « d'un vase, agitez l'eau claire qu'il contient, elle se « trouble à l'instant même et le dépôt remonte à la sur- « face ».

Que penser de la folie incomplète ou partielle, observée fréquemment chez les hystériques? D'abord on n'a voulu exonérer de toute responsabilité légale, que les aliénées atteintes de folie complète et n'ayant aucune conscience de la nature de l'acte qu'elles accomplissent. Dans le célèbre procès d'Arnold, qui avait tué Lord Onslow, le juge Tracy, s'exprimait ainsi : « Pour reconnaître qu'un homme est « fou au point d'échapper à la punition légale, il ne suf- « fit pas qu'il ait l'esprit dérangé ou qu'il y ait, dans ses « actes, quelque chose d'inexplicable, il faut qu'il soit « totalement privé d'intelligence et de mémoire et ne sa- « che pas plus ce qu'il fait qu'un enfant, une brute ou une « bête sauvage! Voilà les hommes que la loi ne frappe « jamais. »

Un de nos professeurs de la Faculté de Droit de Tou- louse, M. Molinier, dans un article publié en 1854 dans les *Annales médico-psychologiques*, écrivait : « En prin- « cipe tout individu qui a exécuté avec discernement, un « acte illicite et incriminé par la loi, doit être puni. En « fait, une folie partielle peut ne pas exclure le discerne- « ment, pour des actes par rapport auxquels il n'y a jamais « eu de délire » MM. Ott et Casper partagent cette ma- gnière de voir.

Mais on n'a pas été longtemps à s'apercevoir qu'il fallait étendre le cercle de l'irresponsabilité légale et l'ap- pliquer à un certain nombre d'aliénés atteints de folie partielle, de monomanie dont l'hystérie nous offre des types bien déterminés.

Nous citerons parmi les partisans de cette dernière doctrine : Damerow, Delasiauvé, Belloc, Legrand du Saule, etc. Ces auteurs ont admis la théorie de la responsabilité

« distinguent des intermittences par leur brièveté et leur
« absence de périodicité. »

Tout intervalle lucide indique le retour temporaire et
passager de la raison ; quand cet intervalle lucide se
montre entre deux accès, on lui donne le non spécial
d'intermittence et lorsqu'il apparaît à des époques régulières, il y *a périodicité*.

M. Billod, dans les *Annales médico-psychologiques* de
juillet 1852, a voulu proscrire du vocabulaire psychiatri-
que cette dénomination *d'intervalles lucides* ; mais nous
devons la conserver, car elle a été adoptée de bonne heure
par les magistrats et les jurisconsultes. Il y a 22 siècles
qu'elle est acceptée dans le langage juridique.

La Loi des douze tables, qui date de l'an 451 avant
notre ère, en faisait mention, sous cette expression *intercalla et intercalla perfectissima*. Toutes les commenta-
teurs d'Ulpien et de Justinien, ont repris et développé cette
expression. C'est à Paul Zacchias, en 1621, que l'on doit
l'acceptation définitive par les médecins légistes des *diluci-
da intercalla*.

Les auteurs diffèrent, sur le degré que peut présenter
le retour de la raison dans les intervalles lucides.

Les uns disent qu'il doit être complet et absolu ; les
autres affirment qu'il est toujours incomplet et relatif.
Le chancelier d'Aguesseau soutient la première thèse et
voici comment il s'exprime : « Il faut que ce ne soit pas
« une tranquillité superficielle, une ombre de repos, mais
« au contraire une tranquillité profonde, un véritable re-
« pos ; il faut que ce soit, non une simple lueur de rai-
« son, non un éclair, non un crépuscule, mais une lu-
« mière parfaite, un éclat vif et continu, un jour plein et

« entier qui sépare deux nuits, c'est à dire, la fureur qui
« précède et la fureur qui suit. . . . . ; ce n'est point
« une paix trompeuse et infidèle, une bonace qui suit une
« tempête, ou qui l'annonce: mais une paix sûre et
« stable pour un temps, un calme véritable et une par-
« faite sénérité; enfin il faut que ce soit, non pas une
« simple diminution, une rémission du mal, mais une
« espèce de guérison passagère, une intermission si
« clairement marquée, qu'elle soit entièrement sem-
« blable au retour de la santé ».

Rien de plus juste et de plus rationel, au point de vue
médico-légal. Marc, Fodoré et la plupart des aliénistes ont
reproduit cette théorie. Tant en droit civil qu'en droit
criminel, l'intervalle lucide doit être complet, certain,
absolu, et suffisamment prolongé.

Zacchias soutient l'opinion contraire, lorsqu'il dit :
« *In quibusdam dementiis, hæc intercalla manifes-*
« *tissima ac cera ; in aliis nonnisi obscura et appa-*
« *rentia ; tales enim dementiae remittere potius dici*
« *possunt quam intermittere* ».

La valeur médico-légale des intervalles lucides est diver-
sement appréciée par les aliénistes, les magistrats et les
législateurs, suivant qu'ils appartiennent à l'une ou l'autre
école.

Pour les uns, la folie est une maladie incurable, ses
manifestations franches et nettes disparaissent en apparence, mais sa funeste influence rejaillit d'une façon sourde
et indéniable sur les conceptions, les sentiments et les
actes. Pour eux point d'intervalle lucide parfait ; partant,
point de responsabilité complète.

Pour les autres, la folie est une affection curable d'une

Le médecin expert n'est pas toujours appelé dans les instants qui suivent l'acte délictueux : l'examen a lieu à une époque plus ou moins éloignée du temps de l'action, alors que la malade a déjà repris toute son intelligence. Parfois, le même délit est commis par la folle hystérique à des périodes franchement déterminées ; la folie est dite alors intermittente ou périodique ; les intervalles séparant deux accès sont les intervalles lucides.

Ces faits sont fréquents dans l'hystérie, Morel en cite de nombreux exemples dans ses *Etudes cliniques*, et la prédominance des instincts pervers et des actes nuisibles, qui sont le propre de la manie hystérique, caractérisent ici la période d'excitation.

La cause la plus fréquente de la folie intermittente chez la femme, c'est l'absence de l'écoulement cataménial et aussi la grossesse dont nous n'avons pas à nous occuper. Un auteur anglais Brovone s'exprime ainsi : « C'est « dans la relation intime et délicate qui unit le cerveau « et les organes pelviens, qu'il faut rechercher la cause « de la folie hystérique. Une grande expérience de cette « maladie, m'a convaincu, que la folie hystérique est « *toujours* précédée ou accompagnée de quelque dérange- « ment des organes reproducteurs, dont l'existence est le « plus souvent démontrée, par un trouble ou un arrêt de « l'écoulement menstruel. Lors même qu'on ne peut « trouver ni aménorrhée, ni leucorrhée, ni ménorrhagie ; « on découvrira, si l'on cherche avec soin, d'autres signes « de troubles fonctionnels. »

Robert Barnes croit pouvoir avancer que dans la plupart des cas de prétendue hystérie simple, qu'on rencontre dans la pratique ordinaire, on trouvera, en la cherchant

soigneusement, cette association intime entre les troubles
nerveux et les organes reproducteurs que Browne a constatés d'une façon si constante dans la folie hystérique.

L'explosion des phénomènes qui font de la jeune fille
une femme, atteste l'influence de la révolution complète
des organes sexuels.

Nous trouvons dans Négrier le fait suivant :

« Mlle X***, âgée de 17 ans, a été réglée à 14 ans, et
« prise de symptômes hystériformes en même temps que
« de troubles menstruels. Après plusieurs crises très rap
« prochées, cette jeune fille, fort bien élevée et très intel
« ligente, devint folle, fut prise de délire érotique, se
« livra à des actes obscènes et proféra des paroles incon
« venantes. Enfermée dans un asile et exposée aux traite
« ments les plus cruels, elle se remit au bout d'un an, se
« maria à 19 ans et eut six enfants qu'elle allaita. Elle
« ne présenta plus aucun symptôme mental. »

Parfois, et c'est le cas le plus fréquent, la folie apparaît
à chaque période d'écoulement et l'intervalle qui les sépare
constitue l'*intervalle lucide* ou *intermittence*.

Dans le langage juridique et médico-légal, ces expressions ont le même sens. Zacchias, Fodoré, Marc, Briand
et Chaudé les confondent. « On peut considérer comme
« intervalles lucides, dit Marc, aussi bien ceux qui sont
« de courte durée que ceux qui se prolongent pendant
« des semaines, des mois et même des années entières ;
« qu'ils arrivent à des époques régulières ou irrégulières,
« ils forment la folie intermittente. »

Falret père a cherché à faire une distinction qui nous
paraît oiseuse, quand il dit : « les intervalles lucides se

« parle avec lenteur, a parfois des absences et présente
« dans une moitié du corps une agitation chronique. Elle
« avait reçu récemment une lettre annonçant que son
« enfant était malade en nourrice et en avait ressenti une
« sorte de révolution, à la suite de laquelle elle était
« partie sans savoir où elle allait. Les réponses touchant
« le fait qui lui est imputé sont évasives et mensongères ;
« mais elle se montre fort peu émue des conséquences
« qu'il peut avoir. J'insiste sur ces faits évidents d'un
« trouble des facultés... »   (Tardieu.)

Le juge se rangeant à cette opinion, rendit une ordon-
nance de non-lieu.

Nous pourrions multiplier les exemples à l'infini ; mais
ils ne sauraient rien ajouter au tableau navrant qui ressort des faits précités. Ils enseignent au médecin et au
juge, et bien plus éloquemment que de longues disserta-
tions, à quel point peuvent être énergiques et fortes les
impulsions instinctives, irrésistibles que subissent certaines femmes hystériques, et combien est évidente chez
elles l'irresponsabilité.

Sans doute, la considération de l'acte délictueux n'a
rien d'absolu, et il n'est pas à dire qu'on doive absoudre
toutes les hystériques. Mais qu'on veuille bien ajouter à
ces faits, l'étude des dispositions morales antérieures et
des signes caractéristiques d'une affection hystérique invé-
térée et on ne tardera pas alors à se prononcer en toute
sécurité et en pleine connaissance de cause, on n'hésitera
pas à déclarer qu'il y a un état mental, désigné sous le
nom de folie hystérique qui peut totalement altérer le
libre-arbitre.

Moreau (de Tours), qui est toujours consulté avec fruit

dans les recherches de pathologie mentale, et de médecine légale, Calmeil, Motet, Legrand du Saule, en sont arrivés aux mêmes conclusions. C'est pour les malades hystériques, que l'élément physique, ou comme on dit aujourd'hui, l'élément somatique (c'est à dire les phénomènes nerveux précurseurs et concommittants de l'hystérie) acquièrent une importance que le médecin légiste plus qu'aucune autre a le plus grand intérêt à reconnaître au point de vue de la justice et de l'humanité.

INTERVALLES LUCIDES. — INTERMITTENCES

Nous ne nous sommes occupés jusqu'ici que de la folie hystérique confirmée qui rend la malade totalement irresponsable. Sachons que ces cas sont assez peu fréquents pour que Tardieu n'hésite pas à dire : « je n'admets pas « l'irresponsabilité complète des hystériques », et que Briand et Chaudé, auteurs d'un traité de médecine légale justement estimé, répètent : « les attaques d'hystérie, « déterminent rarement une perte complète de connais- « sance ; elles ne laissent point après elles d'égarement « d'esprit et quelques fréquentes qu'elles soient, nous ne « pensons pas qu'elles puissent exclure d'une manière « absolue la responsabilité. »

Ces auteurs ont établi leur principe, sur la très grande majorité des cas soumis à leur examen; mais, nous croyons avoir démontré largement qu'il existe dans les annales de la science, des faits où les recherches du médecin et la conscience du juge sont obligées de conclure à l'irresponsabilité.

« nuls de droit tous les actes passés par l'interdit
« postérieurement à l'interdiction. »

Il n'y a plus d'équivoque possible. Cependant, les magistrats et les jurisconsultes donnant à l'interprétation de
la loi un sens plus large et plus libéral, professent que
l'interdit conserve pendant l'intervalle lucide, tous les
droits dont l'exercice est exclusivement attaché à la personne et qu'un tuteur ne saurait remplir à sa place ; tels
que le testament, le mariage et la reconnaissance d'enfant
naturel.

Un jurisconsulte distingué, M. Demolombe, écrit avec
juste raison : « Faute de cette condition, l'interdiction ne
« serait plus une mesure de protection, mais une atteinte
« pleine de dureté et d'inhumanité, aux droits des
« citoyens, elle serait une tyrannie également condamna-
« ble par la raison, la science et l'humanité. » L'article
512 ajoute : « l'interdiction cesse avec les causes qui l'ont
« déterminée. »

II. Mariage. — Dans les articles relatifs au mariage, le
code ne fait point une mention spéciale des intervalles
lucides. Mais l'article 174 du code civil permet, à certaines
personnes, de faire opposition au mariage en se fondant
sur l'état de démence des futurs époux. L'article 146 dit :
« Il n'y a point de mariage lorsqu'il n'y a point de con-
« sentement. »

Or, le mariage, étant un contrat de droit civil, ne peut
se former que par le consentement des époux (art. 1108) ;
c'est-à-dire le concours de leurs volontés. Il ne suffit pas
d'un consentement quelconque, la loi exige qu'il soit libre
et exempt d'erreur. La folie rend nul le consentement.

Que penser du mariage d'une folle hystérique contracté pendant un intervalle lucide ?

S'il n'y a pas d'interdiction antérieure, le mariage contracté par une personne en état habituel de démence ou de fureur est et reste valable, lorsqu'il a été contracté pendant un intervalle lucide ; tout se réduit à une question de fait. Les parties ont-elles, ou non, donné leur consentement au mariage en connaissance de cause ?

La réponse est plus délicate quand il s'agit de savoir si une personne interdite pour cause d'imbécillité, de démence ou de fureur peut valablement se marier pendant un intervalle lucide. L'interdiction est-elle en droit par elle-même et par elle seule, un obstacle permanent au mariage ? Et si le mariage a été contracté au mépris de cet empêchement, est-il nul ou simplement annulable ?

La question est fort controversée. Les uns ont vu dans l'interdiction un empêchement dirimant. Dans ce cas, le tribunal n'a point à rechercher si le mariage a été ou non contracté pendant un intervalle lucide : car la question de savoir si ce moment de raison a réellement existé, est résolue négativement par la loi elle-même.

L'interdiction a pour but d'éviter ces questions de fait. Ce n'est rien autre chose que la présomption légale d'une folie permanente qui commence avec jugement d'interdiction et finit avec lui. Nulle preuve contraire n'est admise contre cette présomption de la loi. En fait, ce moment de raison peut exister, mais la présomption de la loi l'emporte sur la réalité. Marcadé accepte cette opinion.

Les autres soutiennent que l'interdiction n'est qu'un empêchement prohibitif ; parmi ces derniers auteurs, citons Demolombe, Aubry et Rau :

proportion de trois femmes pour un homme, et M. Foville, sur dix-neuf cas, a rencontré quatorze femmes.

Dans la période d'exaltation principalement, ces malades peuvent se rendre coupables d'actes délictueux de toute sorte, qui peuvent donner lieu à une expertise médico-légale, soit au civil, soit au criminel. C'est toujours dans les caractères et la marche de l'affection qu'il faudra puiser les arguments les plus précieux et les plus décisifs pour éclairer les magistrats et les juges.

Le malade est-il au début de l'accès ou après la première période ? le médecin pourra affirmer, dans le premier cas, que le malade va subir les deux périodes, pour ainsi dire classiques ; et dans le second cas, que le malade guéri en apparence, n'a encore parcouru que la première phase de son accès. Quant aux intervalles lucides qui peuvent se présenter dans le cas qui nous occupe, nous en avons déjà parlé assez longuement pour ne point nous répéter. La culpabilité ou la capacité de ces malades sera appréciée suivant le mode d'investigation que nous avons indiqué pour la folie hystérique ordinaire.

APPLICATIONS AU CODE CIVIL

Les applications du code civil à la folie hystérique ont la plus grande analogie avec celles décrites dans la démence épileptique. Il est vrai de dire que beaucoup de malades hystériques sont épileptiques. L'épilepsie exerce sur les fonctions intellectuelles une action dépressive bien plus prononcée que l'hystérie, quelle que soit la violence de cette dernière, et ce n'est que chez les anciennes hystéro-épileptiques que l'on rencontre un état mental analogue à celui que l'on observe chez les vieux épileptiques ; encore la démence épileptique est-elle toujours plus profonde et plus précoce que celle qui succède aux attaques hystéro-épileptiques les plus répétées.

Néanmoins, nous avons cité des cas où la folie confirmée était la conséquence de l'hystérie ; c'est à eux que s'adressent les applications du code civil que nous allons décrire.

I. Interdiction. — L'article 489 du code civil dit : « Le « majeur qui est dans un état habituel d'imbécilité, de « démence ou de fureur doit être interdit, même lorsqu'il « présente des intervalles lucides. » Il est évident que le législateur a voulu désigner ici les intervalles lucides que Zacchias qualifie d'*obscura* et *apparentia* ; je n'en veux pour preuve que les termes de l'article 499 du même code, ainsi conçu : « En rejetant la demande en interdiction, « le tribunal pourra néanmoins, si les circonstances l'exi- « gent, ordonner que le défendeur ne pourra désormais « plaider, transiger, emprunter, recevoir un capital mobi- « lier, ni en donner décharge, aliéner ni grever ses biens « d'hypothèques, sans l'assistance d'un conseil qui lui « sera nommé par le même jugement. »

Le législateur admet donc ici un degré de folie moindre où des *intervalla manifestissima ac vera* ne permettant pas de priver cet aliéné d'une façon complète de l'exercice de ses droits civils.

Est-ce à dire que dès l'instant que l'interdiction a été prononcée, le malade soit perpétuellement incapable.

Ainsi répond l'article 502 du code civil : « Sont

« genre de folie dont les accès sont caractérisés par la
« succession de deux périodes régulières, l'une de dépres-
« sion, l'autre d'excitation ou réciproquement ».

Les auteurs l'ont successivement appelée : folie circu-
laire (Falret) ; folie à double phase (Billod) ; folie à formes alternes (Delaye) ; délire à formes alternes (Legrand
du Saule).

Pour tous ces aliénistes, l'excitation d'une part, la dépression de l'autre, sont les deux éléments constitutifs de
cette affection, qui forme une espèce morbide fort dis-
tincte et dont la marche et l'évolution sont parfaitement
déterminées.

1° Période d'excitation. — Au dire de J. Falret, ce qui
caractérise cet état mental, c'est la surexcitation générale
de toutes les facultés, l'activité exagérée et maladive de la
sensibilité, de la volonté et de l'intelligence. Le langage de
ces aliénés est suivi et raisonnable ; mais la bizarrerie
de leurs actes et le désordre de leurs impulsions instinctives, frappent tout d'abord l'œil de l'observateur compétent. Ils sont sans cesse en mouvement ; dorment peu ;
conçoivent mille projets, aussitôt abandonnés que conçus ;
deviennent entreprenants et téméraires, le plus souvent
insolents et grossiers ; prennent avec les personnes qui
les entourent des libertés et des familiarités qui leur
étaient inconnues autre fois. A cette surexcitation se joint
une véritable perturbation des instincts génitaux allant jusqu'à la nymphomanie.

Chez l'hystérique atteinte de ce genre de folie, tout se
borne quelquefois à un plus grand goût pour la toilette et
pour le monde à quelques coquetteries insignifiantes ; plus

rarement, la femme et la jeune fille, n'ont plus aucune retenue, aucune pudeur ; elles lancent des regards provocateurs, profèrent des paroles obscènes, prennent des postures lascives et se jettent dans les bras du premier venu.

2° PÉRIODE DE DÉPRESSION. — A cette surexcitation succède la période mélancolique ou de dépression ; le cerveau de ces malades n'est plus assiégé que par des craintes sans motifs ; des idées de défiance, de persécution et d'empoisonnement, des culpabilités imaginaires et des hallucinations terrifiantes. Le mutisme et l'immobilité absolue caractérisent cette période, l'instinct de conservation lui-même est affaibli. Plus de regard, plus de physionomie, plus d'expression dans le visage ; le flux cataménial s'arrête, l'appétit diminue, toutes les fonctions organiques subissent l'influence dépressive de cet état mental.

La maladie n'est pas toujours aussi caractérisée et les périodes d'excitation et de dépression sont loin de se succéder constamment d'une façon aussi régulière. Au début de l'affection, ces périodes sont séparées par des intervalles lucides, mais dès qu'il y a eu un accès complet de folie à double forme, tous les accès suivants présentent le même aspect, sauf quelques nuances.

La durée des périodes varie de trois jours à un an. Tous les auteurs s'accordent à reconnaître dans l'hérédité la principale cause de la folie à double forme ; mais il ressort de l'étude des auteurs qui ont écrit sur ce genre de folie que le sexe féminin, par ses dispositions aux affections nerveuses et hystériques, présente les cas les plus fréquents et les plus intéressants. M. Falret trouve la partielle, chez les aliénés atteints de délire pour les actes accomplis en dehors du délire lui-même, ou pour des actes dépendants de la sphère délirante, lorsque ces malades étaient supposés en état de pouvoir résister à l'entraînement de leurs idées maladives.

Alors même qu'on n'accepte pas la responsabilité partielle, la déclaration de circonstances atténuantes doit corriger la rigueur de la loi.

S'il arrive, qu'après le rapport des médecins experts les magistrats conservent encore des doutes, ils doivent interpréter la loi en faveur de l'inculpé.

Ainsi le veut la conscience et l'équité.

En dernière analyse, c'est toujours la question du plus ou du moins, justiciable du diagnostic médical.

I. FOLIE LUCIDE, FOLIE A DOUBLE FORME. — L'hystérie donne lieu, quoique plus rarement, à d'autres genres de folie, dont l'étude est pleine d'attraits ; nous ne décrirons sommairement que la folie lucide et la folie à double forme.

1. FOLIE LUCIDE. — C'est M. Trélat qui, le premier, a étudié sous ce titre, non pas une forme nouvelle et spéciale d'aliénation mentale, mais un groupe de manies et de monomanies diverses qui ont pour caractère commun de laisser intactes, en apparence, les facultés intellectuelles et de jeter le trouble dans les sentiments, les affections et les instincts.

Ces malades ne paraissent point être fous, ils causent et écrivent avec élégance et facilité ; passent dans le monde pour des hommes sensés, s'évertuent à ne rien laisser paraître et cherchent toujours à justifier leurs écarts et leurs emportements « ces malades, dit M. Trélat, « sont lucides jusques dans leurs conceptions délirantes ; « leur folie est lucide ».

Il ne faudrait point confondre cette affection qui est bien une maladie, une phrénopathie, s'associant aux hallucinations et aux illusions, avec des individus qui ne sont qu'originaux, fantasques et passionnés.

L'hérédité nous servira ici de critérium, car, en général, les fous lucides sont issus d'ascendants aliénés et donnent naissance à des névropathiques, voire même à des aliénés.

M. Trélat les appelle des demi-fous, les symptômes qu'ils présentaient ne sont que le prélude de la folie complète.

Ces aliénés sont d'autant plus dangereux que leur folie est le plus souvent ignorée ; ces fous se marient, souscrivent des engagements, achètent, vendent et font leur testament.

Comment apprécier leur responsabilité ?

La chose est difficile, impossible même, pour une personne étrangère aux connaissances médico-psychologiques. Ce n'est que par un examen scrupuleux du sujet, par une enquête minutieuse sur ses antécédants, sa vie, ses habitudes qu'on se prononcera en connaissance de cause. Mais cette conviction n'a point encore pénétré dans l'esprit et la doctrine des magistrats et des juges ; et en dépit du médecin expert, on a vu des tribunaux déclarer des fous lucides intégralement responsables.

II. Folie a double forme. — Baillarger la définit : « Un

« Sans doute, dit le premier de ces jurisconsultes, l'offi-
« cier de l'état civil qui connaît l'interdiction doit se refu-
« ser à la célébration ; mais le tribunal saisi de la question
« peut, suivant les circonstances, ordonner qu'il y sera
« procédé. Que si, en fait, le mariage a été célébré, la
« question de validité dépend uniquement de celle de
savoir s'il y a eu ou non consentement suffisant. »

Nous n'hésitons pas à conclure avec Mourlon :

« 1° Que l'interdit ne peut point se marier ;

« 2° Que si, en fait, il s'est marié, pendant un intervalle
« lucide ou en pleine folie, son mariage est nul dans le
« second cas et annulable dans le premier. »

Assurément on ne saurait déclarer valables les actes
passés par un interdit, car il est naturel de supposer qu'il
n'a point eu connaissance de ce qu'il faisait, quand il les a
souscrits.

Mais, pourquoi les déclarer radicalement nuls ? Peut-être
les a-t-il consentis dans un intervalle lucide, et c'est bien
assez qu'ils soient annulables au gré de son intérêt. La loi
est prohibitive, soit ; mais n'est-elle pas aussi protectrice ?
et dans le cas présent nous croyons que ce qui serait con-
forme au droit, serait contraire à l'équité.

L'auteur classique que nous venons de citer conclut par
un argument d'analogie tiré de l'article 181 du code civil :

« 1° Que tant qu'il ne demande pas la nullité de son
« mariage, son conjoint reste valablement engagé ;

« 1° Qu'il est permis à l'aliéné, lorsqu'il est relevé de
« son interdiction, de le ratifier en renonçant à son action
« en nullité. »

Ici se place naturellement, une question à l'ordre du

jour et qui a fait l'objet d'une brillante exposition au sein
de l'Académie de médecine.

La folie, qu'elle que soit d'ailleurs sa cause étiologique ; sera-t-elle considérée comme un motif de divorce?

Des opinions diamétralement opposées, ont été soutenues
par des hommes d'une égale compétence et rien ne saurait
nous faire prévoir quel sera le projet adopté par nos législateurs ; ajoutons toutefois qu'une commission spéciale n'a
point reconnu dans la folie, une cause de divorce. M. Louis
Guillot, député de l'Isère, a fait distribuer un amendement
ainsi conçu : « L'aliénation mentale de l'un des deux époux
« durant depuis deux ans, et reconnue incurable est une
« cause de divorce. Le caractère d'incurabilité de la maladie,
« devra être constaté et déclaré par une commission de
« trois docteurs en médecine : le premier choisi par la
« famille du conjoint aliéné, le deuxième choisi par l'époux
« demandeur, le troisième désigné par le ministère pu-
« blic. Le divorce prononcé pour aliénation mentale lais-
« sera subsister, pour le conjoint qui aura obtenu le di-
« vorce, l'obligation d'assister, selon ses facultés et son
« état, son ancien conjoint aliéné. Il devra être statué sur
« cette obligation dans le jugement qui prononcera le
« divorce »

MM. Legrand du Saule, Blanche, Charcot et Magnan ont
repoussé ce projet. Les arguments sur lesquels ils s'ap-
puient ; sont, les uns, d'ordre purement médical, les autres
d'ordre sentimental.

Ecoutons M. Legrand du Saule :

« La folie n'est point la mort morale. Pendant les treize
« années que j'ai passées à Bicêtre, il m'est maintes fois
« arrivé de guérir et de faire sortir des malades ayant

« séjourné plus de deux ans dans mes salles. Certains
« délires sont très-rebelles et se prolongent même beaucoup,
« sans qu'il soit cliniquement possible au médecin d'affir-
« mer l'incurabilité d'une manière certaine. Un doute
« subsiste sur l'issue de la maladie, même dans des cas en
« apparence très-défavorables. J'ai entrepris, sans au-
« cune espérance possible, le traitement d'aliénés qui
« n'avaient jamais été soumis à une thérapeutique ra-
« tionnelle, sagace et persévérante et à mon grand éton-
« nement, je suis parvenu à des résultats tout-à-fait inat-
« tendus. La thérapeutique, appliquée à un certain
« nombre de formes de l'aliénation, est fertile en surprises
« heureuses ».

Plus loin encore :

« Le fou n'agite pas sans cesse les grelots de son délire.
« Se représente-t-on ce malheureux songeant, pendant
« les armistices pathologiques, à ses enfants, à son con-
« joint divorcé et remarié, et aux enfants nouvellement
« nés de ce dernier ?

« Les fautes peuvent bénéficier du pardon ; les délits,
« de la grâce ; les crimes, de l'amnistie ; et le malheur le
« plus immérité n'aurait pas seulement quelque droit au
« respect ? »

Voilà, assurément, des conclusions fort sages, et qui
nous montrent combien serait mal fondée l'opinion qui
considérerait l'aliénation mentale comme absolument et
toujours irrémédiable. Ajoutons que la folie hystérique
est celle qui offre le plus de surprises à l'observateur,
celle où il sera le plus difficile de se prononcer d'une
façon catégorique.

M. le Dr Luys est venu soutenir la thèse contraire, et

les arguments sur lesquels il s'appuie sont également, les uns, d'ordre purement médical ; les autres, d'ordre sentimental.

M. Luys affirme, qu'après avoir observé un malade pendant quatre ou cinq ans, dans un asile, après l'avoir suivi, examiné sous tous ses aspects, un médecin, peut toujours arriver à se prononcer sur l'avenir de ce sujet, et à le classer, oui ou non, parmi les incurables sur lesquels on peut légalement statuer ; et qu'en définitive les cas de guérisons tardives que l'on cite sont dépourvus des garanties scientifiques que l'on est en droit de demander à des observations péremptoires.

Au point de vue sentimental, M. Luys n'a pas manqué d'opposer au tableau de M. Legrand du Saule la situation poignante où se trouve, de son côté, le conjoint bien portant, mais désormais isolé de la vie, privé de soutien, de son compagnon naturel, manquant lui aussi de famille pendant les longues années que durera la maladie. Cette position fausse devient, comme la séparation de corps en général, la source de ménages irréguliers, l'origine d'enfants adultérins qui sont, en somme, les victimes que la loi frappe le plus cruellement.

M. Luys propose la formation d'une commission arbitrale, constituée par quelques aliénistes attachés à des asiles publics ou privés. Cette commission, une fois qu'elle aurait été saisie de la demande de divorce, aurait pour mission de se rendre une fois par mois, pendant une année, auprès du malade ; de l'examiner avec soin, de faire un diagnostic et un pronostic, de prendre des notes et de voir ainsi qu'elles sont les oscillations de la maladie, si elle suit une marche progressive ou rétrograde. Si au bout d'une année, l'état stationnaire est maintenu, elle pourra alors formuler son jugement.

Voici sa conclusion :

« Sans cesser d'être les défenseurs naturels des malades
« confiés à nos soins, sachons voir ce qui se passe autour
« de nous, dans ces intérieurs de famille dont un membre
« est disparu moralement. Là, il y a aussi des situations
« sympathiques, des êtres qui souffrent et qui demandent
« à la loi un adoucissement à leur douleur et à leurs
« espérances brisées.

« A cet égard, l'admission du divorce, quelque pénible
« qu'elle soit, si on ne se place qu'au point de vue res-
« treint de l'aliéné, deviendra, au contraire, envisagé à
« un point de vue général, une proposition salutaire et
« douée d'une action véritablement moralisatrice.

« En conséquence, je résumerai ma pensée, comme
« conclusion, dans la proposition suivante à introduire dans
« la loi ; la folie, dans certains cas déterminés peut être
« considérée comme une cause de divorce. »

Nous admettons, avec M. Luys, qu'il est des formes d'aliénation mentale dont l'incurabilité ne fait plus de doute au bout d'un certain temps ; mais nous l'avons déjà dit : la folie hystérique est celle qui nous offrira les surprises les plus inattendues, et il serait bien imprudent de l'admettre au nombre des causes de divorce.

Quoiqu'il en soit, nous acceptons pleinement l'opinion de M. Legrand du Saule, et nous estimons que la folie ne doit pas être une cause de divorce. Le mariage crée pour chacun des époux un état social et des droits dont il ne peut plus être dépouillé, malgré lui, que par sa faute ; comme indigne, à titre de pénalité. Or, aucune pénalité ne peut atteindre le fou irresponsable. Tel est l'esprit de la loi française ; tel est le cri de la conscience.

DONATIONS, TESTAMENTS. — Le testateur se survit pour ainsi dire à lui-même, ce qu'il décide doit être la loi qui règle son héritage : *Uti legassit, super pecuniâ tutelâre suœ rei, ita jus esto*, disait la loi romaine. Notre code civil a rendu hommage à ce principe, dans la première partie de l'article 902, et il proclame hautement : « Que « toute personne peut disposer et recevoir, soit par dona- « tion entre-vifs, soit par testament. »

Mais, tout en favorisant les donations et les testaments, le législateur a voulu qu'ils fussent l'expression bien exacte de la volonté du disposant, *testatio mentis*, aux termes de la loi décemvirale.

L'article 901 du code civil est ainsi conçu : « Pour « faire une donation entre-vifs ou un testament, il faut « être sain d'esprit. »

Cette disposition eût été inutile, à l'endroit du testa- ment, si la loi n'avait eu d'autre but que d'établir la nullité d'un acte fait par un fou.

Aux termes de l'article 504, les actes qui ont été faits par une personne décédée ne peuvent être attaqués pour cause de démence que dans les deux cas suivants : « 1° Lorsque l'interdiction de la personne décédée a été « prononcée, ou au moins provoquée avant son décès ; « 2° Lorsque l'acte même qui est attaqué porte des traces « de folie. » En déclarant ici qu'il faut être sain d'esprit pour pouvoir donner, le code introduit une exception à l'article 504, par rapport aux actes à titre gratuit. S'il faut être sain d'esprit pour pouvoir les accomplir valablement, il en résulte que toute libéralité faite par une personne décédée pourra être attaquée par les héritiers, à la seule condition de prouver que le disposant ne jouissait pas de ses facultés mentales au moment où il l'a faite.

Pour attaquer un acte à titre onéreux, fait antérieurement à l'interdiction, il faut que la cause de l'interdiction soit *notoirement* connue à l'époque de sa confection.

Pour les actes à titre gratuit, on peut en demander la nullité, en prouvant seulement que l'auteur de la libéralité était momentanément privé de sa raison, sans avoir besoin d'établir que la démence était *notoire* (art. 503).

Tout en restant saine d'esprit, une personne peut se trouver sous l'empire d'une volonté étrangère qui ne lui laisse pas la complète liberté de ses actes ; en sorte qu'elle se trouve entraînée à faire des libéralités qu'elle n'aurait probablement pas faites, si elle avait joui d'une complète liberté d'esprit. La disposition qu'elle a fait alors a une cause vicieuse, la captation ou la suggestion. Est-elle dans ce cas annulable ? Le code garde le silence sur ce sujet ; mais les juges pourront prononcer l'annulation de ces libéralités, en se fondant sur ce que l'agent n'était pas sain d'esprit, et ils rentreront ainsi dans les termes de la loi.

Que de difficultés dans l'application de ces principes à la folie hystérique ?

Le médecin expert devra établir son diagnostic : folie, par un scrupuleux examen de l'état mental du donateur et par l'analyse des clauses de la donation. Quant au testament, attaqué après la mort de son auteur, pour cause de démence et alors qu'il n'y avait point d'interdiction, ni prononcée ni provoquée ; il est évident que les faits articulés devront être assez précis pour constituer un état de folie confirmée. La Cour de Paris, dans un arrêt du 26 mai 1815, a établi que la preuve de quelques bizarreries ne suffiraient pas.

En résumé, il faut et il suffit de prouver qu'il y avait insanité d'esprit, au moment où la disposition entre-vifs ou testamentaire a été effectuée.

Les testaments olographes sont ceux qu'il est le plus facile de juger ; ils portent parfois la marque même de l'insanité d'esprit. Les testaments mystiques donnent aussi, et très souvent, lieu à des contestations où l'appréciation médico-légale tient parfois une grande place.

Dans la folie hystérique, qui affecte presque toujours la forme maniaque, on aura souvent l'occasion de s'occuper des intervalles lucides.

En droit romain, le testament fait pendant l'intervalle lucide est valable. Le code prussien dit : « ceux qui ne « sont privés de leur raison que de temps en temps peu- « vent disposer par testament dans les intervalles luci- « des. » Le code suédois accorde aussi de la valeur aux intervalles lucides. La loi française n'en dit rien, et l'article 901 est ainsi conçu : « Pour faire un testament, il faut « être sain d'esprit. » Mais la cour de cassation, dans deux arrêts du 16 novembre 1829 et du 29 juillet 1842, a reconnu que la valeur légale des intervalles lucides, en matière de testament, était implicitement contenue dans l'article 901 du code vivil.

Disons, toutefois, que c'est au chancelier d'Aguesseau que revient l'honneur d'avoir fixé sur ce point la jurisprudence, lors du procès célèbre entre le prince de Conti et Mme de Nemours, au sujet du testament de l'abbé d'Orléans :

« Le testament, dit-il, est valable à la condition ex-
« presse, d'avoir été fait pendant un intervalle lucide
« parfait et assez prolongé pour pouvoir juger de la
« vérité. »

Ajoutons qu'un testament fait par un non interdit,
pourrait être annulé s'il portait des traces de folie ma-
nifeste.

En résumé, ce n'est que d'une manière toute exception-
nelle que les tribunaux ont eu égard à la lucidité, en
matière de testament, chez un interdit, et dans le cas
seulement où les dispositions de l'acte étaient raisonnables et l'intermittence assez longue et assez franche pour
mettre à l'abri de tout soupçon le discernement de
l'auteur.

APPLICATION AU CODE PÉNAL.

Dans l'antiquité, les aliénés, étaient, tantôt, entourés
d'un respect superstitieux et adorés comme des saints, ou
redoutés comme de mauvais génies suivant le caractère
de leur délire ; tantôt, au contraire, ils étaient assimilés
aux criminels quand ils commettaient des actes violents
et condamnés comme eux.

Il faut arriver à une époque plus rapprochée de nous
pour voir les aliénés traités avec plus de douceur et d'humanité, pour trouver dans les législations des différents
pays, des mesures plus équitables, en rapport avec le
progrès des idées chez les législateurs, les philosophes et
les médecins.

Le droit romain, contenait déjà des prescriptions fort

sages, au point de vue de la législation civile et criminelle, concernant les aliénés.

Au XVIIme siècle, Paul Zacchias, médecin du pape Innocent X, dans son *Traité de médecine légale*, donne les détails les plus circonstanciés et les opinions les plus conformes aux doctrines modernes sur les diverses formes de la folie, voire même de la folie partielle considérée au point de vue civil et criminel.

C'est surtout au XVIIme siècle que se produit un progrès réel dans la manière de traiter les aliénés, relativement à l'irresponsabilité l'égale. Mais ce n'est qu'à notre époque et grâce à l'impulsion donnée par Pinel, Esquirol et leurs élèves que l'on a accepté dans le cadre de la folie entraînant l'irresponsabilité légale, les malades atteints de délire partiel restreint, les monomanes, les aliénés affectés de folie transitoire, temporaire et de courte durée, les épileptiques et hystériques.

Le code pénal ne fait aucune mention des intervalles lucides. L'article 64 du code pénal dit. « Il n'y a ni crime, « ni délit, lorsque le prévenu était en état de démence au « temps de l'action ». On pouvait donc se demander si la folle hystérique, dont nous nous, occupons si l'aliéné en général, était responsable d'un acte délictueux commis dans un intervalle lucide. Certains criminalistes répondent par l'affirmative.

Cette interprétation de l'article 64, nous paraît excessive. Nous n'irons point jusqu'à nier que les folles hystériques criminelles ne soient moralement responsables pendant une suspension plus ou moins longue de leur délire. mais nous reconnaissons que cette responsabilité, puise dans les antécédants morbides, de sérieux motifs d'atténuation et qu'il n'y a point lieu de leur appliquer les effets légaux de la responsabilité vulgaire.

D'ailleurs comment prouvera-t-on que le malade était dans un état de lucidité suffisante au moment du délit ? Et puis n'est-il pas possible, que l'intervalle lucide, le plus net et le plus complet, soit brusquement interrompu par une hallucination violente et irrésistible, par une impulsion délirante capable d'aveugler son discernement et de subjuguer son libre arbitre ?

En résumé, si la malade est reconnue complétement aliénée, l'irresponsabilité n'est plus douteuse, et l'acquittement doit être la conséquence nécessaire du diagnostic porté par les médecins-experts.

Mais nous n'érigeons pas en principe, qu'un accès, ou surtout plusieurs accès de folie hystérique déjà anciens, doivent mettre pour toujours à l'abri de toute responsabilité.

Voici l'opinion de MM. Briand et Chaudé : « Admettre
« l'immunité quand même, pour tout acte commis pendant
« un intervalle lucide, serait contraire à la justice et à la
« vérité des faits ; mais, il faut constater avec soin qu'il
« s'agit bien d'un intervalle lucide, rechercher à quelle
« époque a eu lieu l'accès qui a précédé ou suivi l'accom-
« plissement de l'acte incriminé, si cet acte a quelque
« rapport avec le genre d'insanité d'esprit de son auteur :
« Toutes ces questions, examinées et résolues dans le sens
« de la culpabilité, une condamnation pourra intervenir ;
« mais en la prononçant, le juge doit se rappeler que
« celui qui a subi une fois l'étreinte de la folie, a droit à
« de l'indulgence, et que si la loi ne lui en fait pas une

« obligation, l'humanité lui fait un devoir de tempérer la
« peine dans une large proportion. »

Dans les cas où il devient difficile, sinon impossible, de
donner une appréciation catégorique, le médecin expert
doit apporter dans son diagnostic la plus grande réserve et
baser ses conclusions sur la présomption d'aliénation, laissant à la conscience des juges le soin de prononcer en
dernier ressort.

Si la folle hystérique n'est pas responsable de ses actes
au point de vue criminel, la partie lésée peut-elle au moins
en poursuivre la réparation civile ? Au point de vue de la
doctrine, il est un point indiscuté : « On n'est responsable,
« même au point de vue civil, que du fait arrivé par sa
« faute, sa négligence ou son imprudence ; il faut être
« susceptible de discernement. » Donc, les fous, les
furieux, les insensés ne sont pas responsables : telle est
l'opinion de Pothier, Delvincourt, Toullier, Proudhon,
Marcadé.

Quelques auteurs pensent, au contraire, que si l'aliéné
peut être exonéré de toute peine, ses biens répondent du
dommage qu'il a causé (Merlin, Carnot, Legraverend).

Il est bien entendu qu'il ne s'agit ici que de l'inculpé
complétement fou, de la femme hystérique totalement
aliénée et reconnue telle par l'expertise médicale.

Dans un arrêté du 3 juillet 1830, la cour de Bruxelles
a formellement décidé qu'un individu poursuivi pour blessures et renvoyé par la chambre des mises en accusation,
à raison de son état de folie, ne pouvait être poursuivi
devant le tribunal civil pour dommages-intérêts. La Cour
de Caen, 2 décembre 1855. La cour d'Agen, 9 novembre
1864. La cour de Cassation, elle-même, dans un arrêt du

14 avril 1848, a établi que celui qui était en état de démence au moment de l'action, n'est pas susceptible d'imputation et ne peut entraîner à sa charge, ni responsabilité pénale, ni responsabilité civile.

Mais la cour de Riom, 21 juin 1844 ; la cour de Montpellier, 31 mai 1866, a décidé que tout en acquittant le prévenu à raison de sa folie, le juge pouvait accorder des dommages-intérêts.

Nous concluons donc par analogie et avec la plupart des auteurs et des arrêts des Cours d'appel, que la folie hystérique n'est pas civilement responsable ; mais, hâtons-nous d'ajouter que la folie hystérique complète est excessivement rare et que c'est assurément le cas où l'on trouvera l'application de cette théorie émise dans un arrêt de la Cour de Paris, à la date du 6 juillet 1844 ; ainsi conçu : « Autre chose est la folie qui empêche d'appliquer une « peine, autre chose est la folie qui empêche de réparer un « dommage.

CONCLUSION

Il résulte de notre étude que, s'il est des cas très nombreux où les aliénées hystériques doivent être déclarées coupables, sauf l'application des circonstances atténuantes résultant d'un état névropathique antérieur et certain, il en est d'autres où elles doivent être déclarées complétement irresponsables.

Toute question de médecine légale est une question clinique.

Le champ de l'exonération légale s'agrandit successivement ; un plus grand nombre d'aliénés jouissent du privilège de l'irresponsabilité à mesure que la médecine mentale fait des progrès. Ce sont là des conquêtes de la médecine et de la science sur les magistrats ; péniblement acceptées par les lois et la jurisprudence, elles ont enfin pénétré, mais d'une façon incomplète, dans le domaine de la pratique.

Nous voyons fréquemment l'appréciation des médecins se heurter contre des préjugés insurmontables. Il suffit de parcourir les œuvres des aliénistes pour se convaincre que l'opinion publique;

égarée par son horreur du crime, a maintes fois
imposé aux juges de cruelles erreurs. La prémédi-
tation paraît à beaucoup de personnes incompati-
ble avec la folie ; rien n'est plus faux. Il ne faudrait
jamais avoir vu un aliéné, n'avoir jamais réfléchi
sur les actes constitutifs de la folie, pour ne pas
voir que les conceptions délirantes nécessitent un
travail très actif de l'esprit.

Ainsi s'exprime M. Michau, dans une lettre au
Dʳ Lelut, sur les caractères qui permettent de distinguer la perversité maladive de la perversité
morale. « Le devoir et l'honneur du médecin est
« de savoir résister à de déplorables entraîne-
« ments, de lutter partout et toujours pour arra-
« cher à l'échafaud ou au bagne, de malheureux
« aliénés qu'un verdict injuste a trop souvent
« frappés. La science aura d'autant plus de force
« pour faire prévaloir ses arrêts, qu'elle s'imposera
« plus de réserve, dans le cas où elle n'aura pas,
« pour prononcer l'irresponsabilité, tous les élé-
« ments que comporte la constatation sérieuse et
« vraie de l'état mental. »

BIBLIOGRAPHIE

Annales médico-psychologiques. — Discussion sur la Manie raisonnante, etc. — 1866-68.

Aubry et Rau. — Traité du Code civil.

Axenfeld. — Traité des Névroses.

Belloc .... — Annales médico-psychologiques. — 1861, t. VII, fol. 234.

Baillarger .... — De la Folie à double forme, leçon faite à la Salpêtrière. — *In Annales méd. psych* — 1854, t. VI, p. 369.
— Note sur un genre de folie dont les accès sont caractérisés par deux périodes, l'une de dépression, l'autre d'excitation. — *In Bulletin de l'Académie de Médecine.* — 1854, t. XIX, p. 340.

Barnes Robert — Maladies des Femmes, traduction française, par Cordes. — 1876.

Bottex. .... — De la Médecine légale des Aliénés dans ses rapports avec la législation criminelle. — Paris, 1838.

Billod .... — Essai de classification et de semeiologie. — t. II, p. 309.
— Des intervalles lucides chez les Aliénés. — *In Ann. Méd. psych.* — Juillet 1852.
— Responsabilité particlle des Aliénés. — *In Ann. Méd. pshych.* — 1864-

Briand et Claude. — Traité de Médecine légale.

Casper. . . . . — Traité de Médecine légale. 1862.

Castelnau H. O. — De l'Interdiction des Aliénés, Mémoire lu à l'Académie de médecine, le 12 juillet et 23 avril 1859.

Calmeil. . . . . . . — Folie considérée au point de vue pathologique, philosophique, historique et judiciaire. — Paris, 1845.

Campagne . . . — Traité de la manie raisonnante. — Paris, 1869

Constans, A. . . — Relations sur une épidémie d'hystéro-démonopathie, en 1861. — Paris, 1863.

Damerow. . . . . — Affaire Lefeloye. — *In Ann. méd. psych.* — 1855.

Demolombe. . . . — Traité de code civil.

Dagonet. . . . . . — De la folie impulsive. — *In Ann. méd. psych.* — 5e série, t. IX.

Devergie. . . . . — Traité de médecine légale.

Delaye . . . . — Etudes sur la folie à formes alternes. — *In Journal de méd. de Toulouse.* — 1860.

Delasiauve. . . . — *In Ann. méd. psych.* — 4e série, t. II.

— Des pseudo-monomanies. — *In Ann. méd. psych.* — 1853.

— Discussion sur la responsabilité partielle des aliénés. — *In Ann. méd. psych.* — 1864.

Esquirol. . . . . — Traité des maladies mentales. — t. I. Article : De la monomanie raisonnante ou sans délire.

— Des maladies mentales considérées sous les rapports médical, hygiénique et médico-légal. — Paris, 1838.

Foville (fils). . . — Folie à double forme. — *In nouveau dict. de méd. et chirurgie.* — t. XV, p. 921.

                — Folie instinctive ou folie des actes. — *In nouveau dictionnaire de méd. et de chir. pratiques.*

Falret (père). — Leçons cliniqu s des maladies mentales faites à la Salpêtrière. — Paris, 1854.

                — Mémoire sur la folie circulaire. *Bul. d'Acad. de Méd.* — t. XIX, 1854.

                — Des maladies mentales. — Paris, 1864.

                — De la folie rais. ou folie morale. — Paris, 1866.

Fodoré. — Traité du délire appliqué à la médecine, à la morale, à la législation. — Paris, 1817.

Georget. — Remarques médico-légales sur la liberté morale. — *In Arch. géné. de méd.* — 1re série, t. VIII, p. 317.

                — Des maladies mentales considérées dans leurs rapports avec la législation civile et criminelle. — Paris, 1827.

                — Discussion médico-légale sur la folie. — *In dict. de méd.* — 1827.

Jacoby. — *Dissertatio in maniâ.* — Erfurth, 1710.

Jousset. — Des impulsions morbides. — *In Ann. méd. psych.* — 4e série, t. V, 1865.

Legrand du Saule. — La folie devant les tribunaux. — Paris, 1864.

Lépine. — De la localisation dans les maladies cérébrales. — Paris, 1875.

Magnan. — De l'impulsion chez les aliénés. — 9 août 1881. — *Gazette des Hôpitaux.*

Michéa. — Lettre de Michéa au Dr Lelut sur les caractères qui permettent de distinguer la perversité maladive de la perversité morale et en particulier la monomanie homicide vraie de la monomanie homicide simulée. — Paris, 1852.

Marc......... — De la folie considérée dans ses rapports avec les questions médico-judiciaires. — Paris, 1840.

Marcé........ — Traité des maladies mentales. — Paris, 1862.

Menville de Ponsan. — Histoire philosophique et médicale de la femme. — Paris, 1858.

Molinier...... — De la monomanie envisagée sous le rapport de l'application de la loi pénale. — *In Ann. méd. psych.* — 1854.

Morel......... — Etude clinique sur les maladies mentales. — Paris, 1852.

Moreau (de Tours). — Traité de la folie névropathique. — Paris, 1869.

Mourlon...... — Répétitions écrites sur le code civil. — Paris, 1877.

Négrier....... — Recueil de faits pour servir à l'histoire des ovaires et des affections hystériques de la femme. — Angers, 1858.

Orfila......... — Traité de médecine légale.

Ott........... — De la folie générale et de la folie partielle. — *In Ann. méd. psych.* — 1854.

Pinel......... — Traité de la manie. — Paris, t. IX.

Tardieu....... — Traité de la folie. — Paris, 1872.

Trélat........ — Etude médico-légale sur l'infanticide. — 1868.

           — La folie lucide. — Paris, 1861.

           — Recherches historiques sur la folie. — Paris, 1839.

Willis (Th.)... — *Opéra omnia.* — t. II, ch. XI, Amsterdam, 1682.

Zacchias (Paul). — Questions médico-légales. — Lyon, 1674.

9 782329 228204